I0076381

L'HÉMICHORÉE

PAR

LÉSION ORGANIQUE

PAR

Frank CONSTANTIN

DOCTEUR EN MÉDECINE

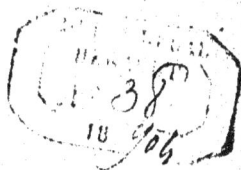

MONTPELLIER

IMPRIMERIE Gustave FIRMIN, MONTANE et SICARDI

Rue Ferdinand-Fabre et Quai du Verdanson

--

1904

Td87
752

L'HÉMICHORÉE

PAR

LÉSION ORGANIQUE

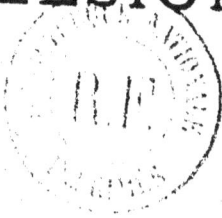

PAR

Frank CONSTANTIN

DOCTEUR EN MÉDECINE

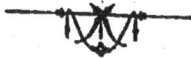

MONTPELLIER

IMPRIMERIE Gustave FIRMIN, MONTANE et SICARDI

Rue Ferdinand-Fabre et Quai du Verdanson

—

1904

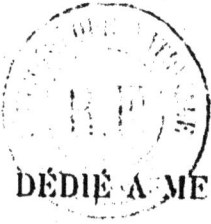

DÉDIÉ À MES PARENTS BIEN AIMÉS

F. CONSTANTIN

AVANT-PROPOS

La question des mouvements anormaux præ ou post-hémiplégiques date à peine de soixante-dix ans, puisque c'est en
1837 que Travers signala, un des premiers, un cas d'hémiplégie s'accompagnant de mouvements spasmodiques ; mais,
depuis une trentaine d'année, les travaux se sont multipliés
de tous côtés sur ce sujet.

Tuckwell, Weir Mitchell, Charcot, Raymond, M. le professeur Grasset, pour ne citer que les plus illustres, ont fait
de cette étude une des plus vastes de la pathologie nerveuse.

L'examen que nous avons pu faire, dans le service de M.
Grasset, d'un malade atteint d'une des formes sinon les plus
fréquentes du moins les plus curieuses de ces mouvements
anormaux post-hémiplégiques, l'hémichorée, nous a con-
duit à étudier de plus près cette intéressante question.
Or, nous avons cru remarquer, au cours de nos recherches,
qu'aucun travail d'ensemble n'avait été présenté récemment, qui donnât une idée générale de la question, et
que les documents en étaient un peu épars dans la biblio-

graphie médicale de ces dernières années. Aussi avons-
nous espéré qu'une étude où se trouveraient réunis l'anato-
mie et la physiologie pathologiques, la Symptomatologie, le
diagnostic et le traitement de l'hémichorée par lésion organique, pourrait être de quelque utilité.

Parvenu au terme de nos études, nous quitterons à regret
l'accueillante cité où nous les avons terminées. Ce qui nous
a particulièrement frappé ici, aussi bien à la Faculté qu'au
dehors, c'est la grande bienveillance, l'affabilité si courtoise
de toutes les personnes avec lesquelles nous nous sommes
trouvé en rapport. La caractéristique de la Faculté de Médecine, si excellente à tous égards, et qui compte tant de professeurs célèbres à juste titre, c'est précisément la paternelle
sollicitude de ses maîtres vis-à-vis de tous les étudiants.
Jamais plus qu'ici nous n'avions eu, dans les hôpitaux que nous
avons fréquentés, l'impression d'une grande famille, où l'enseignement est rendu si agréable par la cordiale entente,
nous dirions presque, si nous osions, la familiarité qui règne
entre les maîtres et les élèves.

Qu'il nous soit permis d'exprimer toute la reconnaissance
que nous ressentons pour les professeurs dont nous avons le
plus goûté l'excellent enseignement, en particulier M. le
professeur Granel, qui a bien voulu nous faire l'honneur
d'accepter la présidence de cette thèse, et qui nous a toujours témoigné tant de bonté dans le cours de nos études,
ainsi que MM. les professeurs agrégés Galavielle et Rauzier.
Nous ne pourrions oublier non plus toutes les preuves de

sympathie que nous avons reçues de M. le docteur Reynès, ancien chef de clinique obstétricale, et de M. le docteur Gaussel, chef de clinique médicale.

Enfin nous n'aurons pas l'ingratitude de laisser dans l'ombre l'excellente école de médecine où nous avons fait la majeure partie de nos études, et nous adressons à MM. les professeurs qui les ont dirigées, à Nantes, l'expression de notre respectueuse reconnaissance.

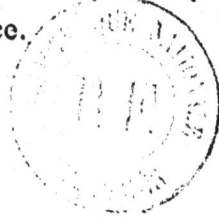

L'HÉMICHORÉE

PAR

LÉSION ORGANIQUE

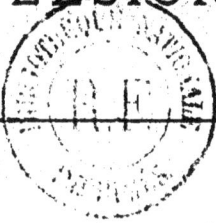

CHAPITRE PREMIER

DÉFINITION ET ANATOMIE PATHOLOGIQUE
DE L'HÉMICHORÉE

Voici un sujet atteint d'hémiplégie cérébrale organique, c'est-à-dire chez lequel une interruption, de quelque nature qu'elle soit, s'est produite en un point quelconque, cortical ou pédonculaire, de ses fibres motrices ; lorsque du côté déjà atteint d'hémiplégie, ou qui doit l'être bientôt, on voit se développer des mouvements involontaires et continus, arythmiques et désordonnés, s'exagérant à l'occasion des actes voulus, disparaissant au contraire pendant le sommeil, l'hémichorée est constituée.

Son étiologie est donc parfaitement déterminée : cet ensemble de troubles moteurs, analogue à ceux de la chorée vulgaire, répond toujours à une lésion organique bien nette, ou du moins admise a priori.

Mais quelle est la cause de cette complication de l'hémiplégie? Quel est son mécanisme, et à quel genre d'irritation peut-elle répondre? Ici la question devient plus ardue, car, malgré les innombrables recherches et les travaux les plus patients, la partie la plus merveilleuse de notre individu, celle où s'élaborent toutes nos pensées et tous nos actes, ne nous a point encore complètement livré le secret de son fonctionnement.

Cependant l'étude des lésions cérébrales a été la plus féconde en résultats, car elle nous a fait saisir sur le vif les brusques arrêts et les troubles plus ou moins profonds dans le fonctionnement de nos organes, en même temps que l'autopsie nous permettait de déterminer le point exact où s'étaient exercés ces ravages.

Ce fut la localisation de l'hémianesthésie qui entraîna tout d'abord celle de l'hémichorée. En effet ces deux symptômes sont très intimement liés en ce sens qu'ils existent souvent ensemble; il était donc parfaitement logique de leur attribuer comme cause des lésions voisines. Turck le premier, puis Charcot, Lépine, Raymond, et toute l'Ecole de la Salpêtrière admettant que la partie postérieure du pied de la couronne rayonnante était toujours intéressée dans l'hémianesthésie, les mêmes auteurs localisèrent tout près la lésion qui produit l'hémichorée. « A côté, écrit le professeur Charcot, en avant sans doute des fibres qui, dans la couronne rayonnante, servent de voie aux impressions sensitives, il est des faisceaux de fibres, douées de propriétés motrices particulières, dont l'altération déterminerait l'hémichorée. » (*Leçons sur les maladies du système nerveux*, 1877. Tome II, p. 329.)

Quant à la localisation exacte de cette lésion, Raymond nous l'indique dans sa thèse (p. 119) : « Dans presque toutes les autopsies, il est expressément noté que le pulvinar, partie postérieure de la couche optique, est détruit, ainsi que les fibres de la couronne rayonnante qui abordent cette partie de la couche optique et celles qui en partent; en même temps est lésé l'ensemble du faisceau en rapport avec cette partie postérieure de la couche optique et dont les fibres précédentes ne sont qu'une émanation. Voilà, croyons-nous, le faisceau dont la lésion (section, compression, irritation) produit l'hémichorée symptomatique. »

Il est donc certain, l'expérimentation (sur des chiens) l'a prouvé en même temps que l'observation, que la lésion du pied de la couronne rayonnante, dans sa partie située en avant du faisceau sensitif, entraîne l'hémichorée. Mais cette localisation n'explique pas tous les faits. M. Bidon a constaté que sur 78 cas d'hémichorée, la capsule interne n'était touchée que 29 fois. Pour les autres cas, le foyer siégeait, soit dans les noyaux gris (21), soit dans un point quelconque de l'encéphale (28). Aussi M. Brissaud, tout en défendant la même théorie, pense que l'irritation par contiguïté de la capsule interne peut suffire sans qu'elle soit lésée ; et Raymond lui-même, dans un rapport récent à l'Académie de médecine (25 juillet 1901) écrit, en faisant allusion aux idées exposées quelques années auparavant dans sa thèse : « Cette conclusion n'exprimait qu'une partie de la vérité. Elle a été élargie dans la suite: les travaux de Kahler et Pick, de Brissaud, de Pierret, de Boucheraud, de Demange et Ricoux, de Bidon, de Nencki, etc., etc., nous ont appris que l'hémichorée prœ ou posthémiplégique peut dépendre d'une lésion siégeant en un point quelconque du trajet cortico-pédonculaire de la voie motrice. Toutefois, dans le plus grand nombre des cas, elle est en rapport avec une lésion qui réalise le siège que j'avais spécifié, que cette lésion touche à la capsule interne ou qu'elle soit située dans la partie avoisinante, postérieure, de la couche optique. »

Cependant, il ne faudrait pas croire que cette partie postérieure de la couche optique constitue un véritable *centre choréigène*, comme on l'a prétendu. De centre choréigène il n'y en a pas, à proprement parler. L'hémichorée ne traduit en somme qu'une irritation permanente des fibres motrices ; or, ces fibres peuvent être irritées en un point quelconque de leur parcours, aussi bien dans le cerveau que dans la moelle et même que dans les nerfs périphériques. Les observations et les études nombreuses de Pierret, de Foucherand, de Chauveau (Archives générales de médecine, 1865), de Gowers et Sankey (*The Lancet*, 1877), de Wood (*The bazal Pathology of Chorea ; Boston medical and Surgical Journal*, 1885), etc., etc., le prouvent surabondamment.

Pour n'en citer qu'en exemple typique, Elischer (*Virchow's Archiv*, 1874), à l'autopsie d'un malade atteint de mouvements choréiques dans les muscles de la face, de la langue, du membre supérieur droit et du membre inférieur gauche, trouva des altérations inflammatoires dans la moelle, le cerveau et surtout dans les nerfs des muscles affectés de tremblements ; les autres étaient parfaitement sains.

La surface corticale elle-même peut être la cause des mouvements choréiformes, et l'on comprend aisément que l'altération ou l'irritation des cellules motrices céphaliques soient susceptibles d'engendrer l'hémichorée tout aussi bien que les nerfs qui en émanent. Des observations de ce genre ont été publiées par Demange, Ricoux, Sage (Thèse de Lyon, 1884) Kirchoff, (*Archiv. für Psychiatrie und Nerv.* 1882, Déjerine (*Progrès médical*, 1880), etc. Plusieurs sujets, pour la plupart paralytiques généraux, chez lesquels étaient survenus plus ou moins tardivement des mouvements choréiformes ou athétosiformes, ont montré à l'autopsie, soit un épaississement de la dure-mère, soit des ventricules latéraux enflammés, quelques suffusions hémorragiques, du ramollissement ponctué ou une simple sclérose du tissu interstitiel (1). On a même dit (Lépine, *mémoire de la Société médicale des hôpitaux*, 1875 ; Weill, De l'Hémichorée pleurétique, *Revue de médecine*, 1884) que des associations fonctionnelles et pathologiques, entre l'innervation de la plèvre et celle des membres du même côté, étaient susceptibles de produire à elles seules l'hémichorée, par réflexe médullaire.

Tout récemment (1902), M. Touche a présenté à la Société de neurologie de Paris deux cas d'hémichorée organique avec autopsie, dans lesquels on constata que le foyer hémorragique avait détruit en grande partie le corps de Luys, pour une première observation, et surtout les radiations luyso-striées pour la seconde. Touche croit que ce dernier cas est très fréquent, et se demande même si l'intensité des mouvements, qui étaient très grands chez les malades observés, ne serait pas liée précisément à la lésion du corps de Luys, et si la destruction des radiations luyso-striées ne serait pas susceptible d'expliquer l'athétose.

Mais ceci n'est encore que du domaine de l'hypothèse, et M. Pierre Marie (in *Revue neurologique*) conteste les localisations de M. Touche, en s'appuyant sur plusieurs autopsies, dans lesquelles la lésion du corps de Luys ou des radiations luyso-striées n'avaient entraîné aucune hémianesthésie ni aucune hémichorée.

---

(1) Mongin, thèse de Paris, 1888.

En résumé, on voit que les localisations de l'hémichorée au point de vue anatomo-pathologique peuvent être très multiples. Il n'en est pas moins vrai que la capsule interne reste le siège le plus fréquent des lésions, parce qu'elle est la partie la plus faible du cerveau, le lieu d'élection de l'hémorragie, et que la convergence de presque toutes les fibres qui mettent en communication l'encéphale avec le périphérie, dans cet espace resserré, rend les dégâts plus grands et plus irréparables.

CHAPITRE II

PHYSIOLOGIE PATHOLOGIQUE

Si la difficulté est parfois considérable pour trouver le siège exact d'une lésion produisant l'hémichorée, elle le sera encore plus lorsqu'il s'agira d'expliquer le mécanisme intime des mouvements pathologiques que nous constatons. Nous comprenons déjà avec assez de peine les actes normaux de notre cerveau, et les théories succèdent aux théories sans donner complète satisfaction à notre esprit. Et lorsqu'on a cru trouver une explication vraiment simple et limpide, comme la théorie des neurones par exemple, on s'aperçoit au bout de peu d'années qu'on est obligé de la remplacer par une autre. Aussi la physiologie, normale et pathologique, reste-t-elle la partie de la médecine la plus féconde en hypothèses sans cesse renouvelées, et sans cesse renversées. Cependant il ne faudrait pas croire que tout est hypothèse pure, et que les efforts multipliés des savants ne nous conduisent pas de plus en plus près de la parfaite interprétation des faits.

En ce qui concerne l'hémichorée, on comprend qu'un symptôme répondant à des lésions aussi complexes ait suscité d'innombrables explications de son mécanisme. Les uns, avec Stephan (*Revue de médecine* 1887, p. 204) et l'école anglaise, veulent faire de la couche optique un centre moteur et sensitif, et expliquer l'hémichorée par sa lésion. D'autres, avec Ferret et Hammond (cité par Mongin, thèse de Paris 1887), assimilent la chorée à l'épilepsie et attribuent ses mouvements désordonnés à des décharges successives des différents centres nerveux. Charcot, et Raymond à sa suite, centralisent la coordination des mouvements dans un faisceau spécial, comme nous l'avons vu précédemment, et font de l'irritation, la lésion ou la destruction de ce faisceau, la cause des mouvements hémichoréiques.

Plus récemment Bonhœffer et Muratow en Allemagne, Touche en France, ont soutenu que l'hémichorée pré ou post-hémiplégique était due à l'interruption des conducteurs qui relient les ganglions centraux du cervelet et qui empruntent la voie du pédoncule cérébelleux supérieur, du noyau rouge, de la couche optique, du genou de la capsule interne, de son segment inférieur et de la partie antérieure du noyau lenticulaire. Pour appuyer sa théorie, Bonhœffer cite deux observations dont il nous a semblé intéressant de résumer l'une à la suite de ce travail. Il est certain que les lésions constatées dans ces cas sont trop éloignées du faisceau pyramidal pour avoir pu l'irriter, et d'autre part, il est bien vrai, comme le dit le même auteur, que l'hémichorée est une complication relativement rare de l'hémiplégie, alors qu'elle devrait être au contraire très fréquente si l'hémichorée provenait d'une irritation du faisceau pyramidal. D'autre part, Dejerine, qui a observé l'atrophie du noyau rouge à la suite de lésions des circonvolutions rolandiques, en conclut que les fibres des pédoncules cérébelleux supérieurs vont se terminer dans ces circonvolutions, après avoir passé par le thalamus. Ce trajet étant assez rapproché de la voie sensitive, on comprendrait la coexistence fréquente de l'hémianesthésie avec l'hémichorée.

Cette théorie cérébelleuse est intéressante, et peut-être un jour se dégagera-t-elle du domaine de l'hypothèse, lorsque le trajet décrit par Bonhœffer, Dejerine, etc., aura été bien démontré physiologiquement, c'est-à-dire lorsqu'on aura prouvé l'existence de cette voie cérébro-pète, dont la fonction consisterait à « transporter aux circonvolutions motrices les impulsions des régions inférieures sous-cutanées qui sont nécessaires pour la coordination des mouvements volontaires ». Mais d'ici là les observations présentées par ces auteurs auront surtout comme intérêt de nous démontrer la variété des lésions observées, et la difficulté de tout expliquer par la seule et unique théorie de l'irritation directe de la voie motrice pyramidale.

L'idée émise tout d'abord par Chauveau, Brown Séquard, puis développée sous une autre forme par Brissaud dans sa thèse, par Pierret, Demange, Lesage, etc., nous paraît englober le plus grand nombre de faits.

D'après ces auteurs, l'hémichorée et tous les tremblements auraient une origine semblable. Ils seraient dus à une irritation des centres moteurs ou des cordons moteurs, quelle que soit la cause de cette irritation. S'il s'agit, par exemple, d'une sclérose du faisceau pyramidal, n'aboutissant pas encore à la contracture permanente, elle produira des mouvements involontaires. Si ce faisceau, au lieu d'être intéressé dans sa continuité par la sclérose, est irrité par contiguïté, il réagira par un spasme permanent qui se traduira par de l'athétose, très voisine de l'hémichorée.

L'hémichorée præ-hémiplégique s'explique de la même manière : le faisceau est irrité avant d'être détruit. Si les

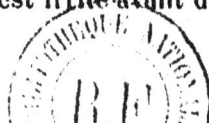

2

mouvements surviennent après l'ictus, c'est que le travail
de réparation, incomplet, ne laisse passer qu'imparfaite-
ment l'influx nerveux.

Du reste, c'est la même explication qui est aujourd'hui
universellement adoptée pour la sclérose en plaques, avec
cette différence que le processus est graduellement des-
tructeur au lieu d'être régénérateur. Et, dans les deux
maladies, le tremblement s'exagère de la même façon à
l'occasion des mouvements volontaires.

Mais cette irritation des centres ne s'exerce pas toujours et forcément au point même où elle se traduit : il
peut y avoir irritation réflexe, à distance, *inhibition* par
un centre plus ou moins éloigné. C'est toujours la même
théorie, mais avec un degré de plus.

Ainsi s'expliquent les mouvements anormaux coexistant avec une lésion de l'écorce cérébrale en un point qui
ne correspond à aucun centre moteur connu, avec une
lésion de la moelle, des méninges et même de la plèvre
(hémichorée pleurétique de Weill). Toutes les fois qu'une
hémichorée coïncide avec une lésion du système nerveux
ou de ses annexes en un point où il est impossible d'admettre l'existence de fibres motrices ou de centres moteurs, l'inhibition seule peut être invoquée, et elle suffit
à expliquer les faits. Toutes les parties de notre système
nerveux ne sont-elles pas unies entre elles par des rapports mystérieux, sans doute par d'innombrables fibres
dont la ténuité et l'intrication leur permettent d'échapper
à nos recherches, et cette synergie fonctionnelle si évi-
dente ne permet-elle pas de conclure à une synergie pathologique ?

Raymond lui-même, dans un récent mémoire (*Académie de médecine*, 23 juillet 1901), a semblé se rapprocher
de cette théorie de l'inhibition en écrivant: « Un foyer,

hémorragique ou autre, situé dans la partie postérieure de la couche optique, ou dans toute autre région avoisinant la portion cortico-pédonculaire de la voie motrice, exerce, sur les centres moteurs corticaux, une irritation *centripète* qui, *réfléchie* sur le faisceau pyramidal, provoque *par voie réflexe* des désordres moteurs choréiformes et athétosiformes... Cette théorie nous paraît la plus plausible.»

CHAPITRE III

SYMPTOMATOLOGIE. — EVOLUTION

L'hémichorée est habituellement une lésion de l'âge adulte ou de la vieillesse. Sur 24 cas observés par Touche (*Archives générales de médecine*, 1900). 17 se sont produits chez des malades âgés de plus de 50 ans, et 3 seulement pendant l'enfance (à la suite de convulsions, d'hydrocéphalie acquise). D'après la même statistique, les femmes auraient été atteintes plus souvent que les hommes : 15 femmes pour 9 hommes. Mais nous ne croyons pas que le nombre des observations soit suffisant pour en tirer une conclusion générale de prédominance d'un sexe sur l'autre.

Quant à son mode de début, l'hémichorée de l'adulte, presque toujours liée à l'hémiplégie, peut être ou bien primitive, précédant l'ictus, comme dans l'observation IV que nous citons à la fin de ce travail, ou bien elle est secondaire à l'hémiplégie et lui succède à un intervalle plus ou moins éloigné, quelquefois dans les premiers jours qui suivent l'attaque d'apoplexie, comme dans l'observation I, souvent, au contraire, deux mois, cinq mois et même huit mois après.

Charcot, qui n'avait observé que six cas d'hémichorée præ-hémiplégique, la croyait presque toujours post-hémiplégique. Depuis quelques années, une étude sans doute plus attentive de cas dont la nature aurait peut-être été méconnue autrefois a permis de réunir un assez grand nombre d'observations d'hémichorée præ-hémiplégique. Fournier, Touche, Boinet et beaucoup d'autres en ont recueilli et publié. On peut donc dire aujourd'hui que les troubles choréiques précèdent ou accompagnent l'hémiplégie presque aussi souvent qu'ils la suivent.

L'hémichorée est caractérisée par des mouvements involontaires, arythmiques, limités à un côté du corps.

Touche a cru reconnaître qu'ils étaient « d'autant plus lents que la chorée frappait un segment de membre plus éloigné de sa racine ». Ainsi s'expliquerait pourquoi l'athétose n'est en somme qu'un mouvement de reptation des extrémités, tandis que dans la chorée généralisée à tout le membre, les mouvements sont violents et désordonnés.

Le plus souvent irréguliers, ils peuvent quelquefois affecter une certaine régularité et revêtir au repos le masque de la chorée rythmée, pour devenir désordonnés à l'occasion des mouvements volontaires.

Le membre supérieur est le plus fréquemment atteint, puis le membre inférieur ; enfin, plus rarement, le cou et la face. Mais l'hémichorée classique est celle qui frappe à la fois le membre supérieur et inférieur du même côté.

Touche a fait une classification clinique de ces diverses formes. Il distingue :

— Une hémiathétose supérieure, mouvements de reptation de la main ;

— Une hémichorée brachiale, dans laquelle les mouvements, surtout localisés à l'épaule, consistent en haussement d'épaule, avec flexion et extension du coude. Le poignet, la main, le cou, la face, sont aussi animés de

mouvements chordiques dans cette forme, mais de façon
plus discrète ;

— Une hémichorée totale de tous les muscles d'un
côté du corps ;

— Une hémichorée rythmée, et enfin une hémichorée
double.

Cette classification, assez compliquée, ne renferme pas
encore tous les faits ; mais elle rend compte cependant de
la plupart des formes cliniques.

Et maintenant quelle est l'action de la volonté sur l'hémichorée ? La plupart des auteurs enseignent que non seulement les efforts des sujets ne parviennent pas à arrêter
les mouvements, mais que, bien au contraire, ils s'exagèrent par le fait même. Touche, dans son mémoire, pense
que la volonté parvient à arrêter les mouvements dans
les chorées légères ; que, dans les chorées de moyenne
intensité, elle peut les arrêter quelques instants, mais
qu'ils reprennent ensuite ; et enfin dans les chorées gra-
ves, les efforts du sujet accélèrent les mouvements au lieu
de les arrêter. De plus, le même auteur a noté que très
souvent l'arrêt volontaire des mouvements déterminait
chez les malades une sensation douloureuse dans les
muscles immobilisés, et plusieurs de nos observations en
font mention.

Quant à l'exécution d'un acte volontaire autre que celui d'arrêter les mouvements, elle détermine toujours une
grande augmentation de l'incoordination motrice, et cette
particularité permet de déceler une hémichorée jusque-là
inaperçue. Une façon ingénieuse de faire cette expérience,
pour le membre inférieur, est celle employée par M. le
professeur Grasset. Si l'on prie un sujet, couché sur le
dos, de s'asseoir sur son séant, après avoir préalablement
croisé les bras sur la poitrine, la jambe atteinte d'hémi-

chorée est aussitôt soulevée en l'air et agitée de mouvements plus ou moins désordonnés.

Il est classique de dire que pendant le sommeil, les mouvements sont complètement arrêtés ; le fait est vrai, au moins pour un sommeil profond. Cependant Touche cite un malade dont la chorée persistait très affaiblie pendant son sommeil ; en s'exagérant tout à coup, elle le réveillait au milieu de la nuit. Mais comme c'était le sujet lui-même qui observait ces phénomènes, et qu'il ne semble pas qu'ils aient été bien contrôlés, il faut admettre tout au moins que le sommeil de ce malade était très léger pour qu'il conservât ainsi la sensation de son tremblement.

Pendant la marche les mouvements anormaux sont également augmentés d'intensité. « Des mouvements désordonnés agitent les jambes du malade et impriment des secousses au corps entier » (Grasset). Non seulement il lance sa jambe malade dans toutes les directions, mais son bras lui-même est agité davantage. « Aussi certains malades, dit Touche, ont-ils soin de fixer leur main, soit en l'appuyant fortement sur leur ceinture, soit en la plaçant derrière le dos avant de se mettre en marche. S'ils ne prennent pas cette précaution, le membre supérieur s'agite en avant de la face et de la poitrine, en simulant un battement d'ailes. »

Lorsque les malades éprouvent une émotion quelconque, leurs mouvements s'exagèrent de la même façon. En un mot tout travail cérébral, toute excitation des cellules motrices du cerveau, soit pour un acte volontaire, soit même par une émotion venant du moi ou du monde extérieur, détermine une exagération de l'hémichorée. Au contraire, l'isolement de ces cellules pendant le sommeil, isolement qui existe en fait, quelle que soit la théorie qu'on invoque pour expliquer le passage de l'influx nerveux, cet

isolement supprime absolument les mouvements anormaux, lorsqu'il est bien complet. Preuves indéniables de
l'action prédominante de l'inhibition et de l'excitation réflexe des cellules cérébrales sur la production de l'hémichorée !

Les mouvements choréiques sont souvent accompagnés
de parésies, de paralysies, ou de contractures dans les
membres atteints.

Ces symptômes peuvent se combiner de mille maniè-
res, et il est impossible de les passer tous en revue. En
ce qui concerne les réflexes, on les voit tantôt abolis,
comme dans l'observation I, tantôt exagérés comme dans
les autres. Il semble que cette dernière variété prédo-
mine.

Les troubles de la sensibilité sont presque toujours liés
à l'hémichorée, à tel point que l'Ecole de la Salpétrière a
basé sur cette coexistence de l'hémianesthésie la localisation anatomo-pathologique de l'hémichorée, et qu'elle a
cru pouvoir admettre un faisceau choréigène, comme il y a
un faisceau sensitif.

Nous avons vu ce qu'il faut penser de cette théorie. Du
reste cette association sensitivo-motrice n'existe pas toujours, et dans notre observation I, bien que le malade ait
eu une hémichorée des plus nettes, il n'a point présenté
le moindre trouble de la sensibilité.

Les malades se plaignent très souvent d'engourdisse-
ment, de sensation de brûlure, de brisement, ou même
d'arrachement de leurs os ; ces douleurs sont localisées
dans les régions atteintes le plus profondément.

A côté de ces troubles subjectifs généraux, il y en a de
sensoriels : scotomes scintillants, bourdonnements d'o-
reilles, vertiges, qui sont plutôt, d'après Touche, des si-

gnes prémonitoires de l'hémichorée que des symptômes concomitants.

Mais les modifications de la sensibilité objective sont beaucoup plus fréquentes et plus importantes. Il y a presque toujours une diminution générale de cette sensibilité, et portant sur tous ses différents modes : sensibilité au contact, à la douleur et à la chaleur. Cependant ces troubles, nous le répétons une fois de plus, ne sont pas aussi absolument liés à l'hémichorée qu'on a bien voulu le dire autrefois.

Non seulement l'hémianesthésie n'est presque jamais complète, mais elle affecte des modalités très différentes suivant les sujets. C'est ainsi qu'il y aura chez l'un diminution de la sensibilité au contact et exagération de la douleur; pour d'autres la sensibilité thermique sera abolie, etc., etc. Cette hypoesthésie est généralement localisée aux parties les plus atteintes par l'hémichorée.

Quant aux troubles objectifs sensoriels, ils se présentent assez fréquemment. Dans notre observation I, le malade a vu son hémichorée se compliquer d'aphasie et d'hémianopsie. Quelquefois c'est un rétrécissement du champ visuel, une diminution de l'acuité auditive, etc. En un mot, toutes sortes de troubles sensitifs ou sensitivo-sensoriels peuvent venir se surajouter à l'hémichorée, sans doute par excitation directe ou réflexe des centres correspondant à ces troubles divers. La même explication s'applique aux troubles moteurs spéciaux, comme sont l'aphasie, l'agraphie, la cécité verbale, que nous avons observés chez notre malade.

Mais il ne faudrait pas croire que l'hémichorée fût fatalement et toujours localisée du côté de la lésion. Popoff (*Moniteur russe neurologique*, tome VI, fascicule 3, p. 11-28, 1899) a bien étudié, avec des observations à l'appui, les

cas dans lesquels l'hémichorée se développait du côté
opposé à l'hémiplégie. Dans un cas observé par lui d'hémiplégie droite avec convulsions choréiques à gauche, on
trouva à l'autopsie des lésions de pachy-leptoméningite
chronique, ramollissement et myélite, d'origine syphiliti-
que, avec épaississement pie-mérien, siégeant, sur la première circonvolution frontale gauche, la première circonvolution temporale et la région postérieure de la circonvolution pariétale supérieure, du même côté. Rien à droite.

Popoff attribue ces troubles hémichoréiques à une
excitation produite par les lésions de l'hémisphère gauche
sur les fibres commissurales sous-jacentes. En somme,
inhibition d'un hémisphère par les lésions du côté opposé.

Notons enfin les troubles trophiques qui accompagnent
souvent l'hémichorée, comme on en voit des exemples
dans plusieurs des observations recueillies à la fin de cet
ouvrage.

Toute cette symptomatologie s'applique à l'hémichorée
en général, quelle que soit son origine et son évolution.
Et de fait, il semble qu'elle soit assez complète pour em-
brasser à peu près tous les cas.

Cependant il y a une forme qui revêt des caractères
spéciaux, surtout en ce qui concerne son évolution toute
particulière : c'est l'hémichorée præ-hémiplégique. Nous
ne saurions mieux la décrire qu'en reproduisant le tableau
clinique de Raymond, cité par Boinet dans son travail
sur cette question (*Archives de médecine*, 1900) :

« Les mouvements ont moins d'amplitude (que dans
l'hémichorée post-hémorragique) et ne durent que quelques jours. Ils sont rapidement remplacés par l'hémiplégie. Souvent ils n'affectent que la main... Dans l'hémichorée præ-hémorragique deux cas peuvent se présenter :
1° Aussitôt après l'attaque apoplectique, les mouvements

choréiformes s'établissent et le malade reste dans le coma; les mouvements disparaissent au bout de quelques jours, l'hémiplégie s'établit, et la mort arrive en 8, 10, 20 jours. Dans ces cas, il y a souvent hémianesthésie ; 2° dans d'autres circonstances, les mouvements se produisent comme précédemment ; aussitôt après le choc apoplectique, l'hémiplégie survient ; mais les malades guérissent. S'il se produit une nouvelle attaque, les mouvements choréiformes se rétablissent pour quelques jours ; puis hémiplégie, guérison relative, et ainsi de suite jusqu'à la mort. Cinq ou six fois les mouvements choréiformes peuvent apparaître et disparaître ; en même temps que ces mouvements, on remarque assez souvent de l'hémianesthésie. L'hémichorée præ-hémorragique a une signification pronostique plus grave que l'hémichorée post-hémorragique. »

Dans cette dernière forme l'évolution n'est pas la même : les mouvements anormaux commencent à apparaître tardivement, plusieurs mois après l'apoplexie, lorsque l'hémiplégie, après avoir passé par une phase de contractures légères, redevient flasque et tend à guérir (Grasset et Rauzier). Puis ils vont en augmentant d'intensité, et l'hémichorée est constituée pour toujours. Elle est néanmoins compatible avec une longue survie.

CHAPITRE IV

DIAGNOSTIC. — TRAITEMENT

Il s'agit maintenant de différencier l'hémichorée de tous les tremblements qui lui ressemblent plus ou moins, depuis ceux qui lui sont attachés par les liens les plus étroits, comme l'hémiathétose, jusqu'à ceux qui n'ont avec elle aucune parenté, même éloignée, comme le tremblement intentionnel de la sclérose en plaques.

Et d'abord l'hémichorée et l'hémiathétose sont si voisines qu'on les décrit le plus souvent ensemble, et que l'on considère la seconde comme une forme atténuée de la première. Nous-même avons rencontré plusieurs fois le mot d'hémiathétose sous notre plume dans le cours de ce travail, bien que nous ayons voulu nous limiter uniquement à l'hémichorée. Celle-ci, en effet, ayant un siège plus étendu, et son caractère étant la brusquerie, les mouvements désordonnés, il nous semble qu'au point de vue clinique elle doive être séparée de l'hémiathétose, symptôme différent, localisé aux extrémités, avec ses mouvements lents, reptatoires, d'extension, de flexion et d'écartement des doigts.

On distinguera l'hémichorée de tous les autres tremblements post-hémiplégiques, et en particulier de l'hémiparalysie agitante et de l'hémisclérose en plaques, par le fait que ces derniers mouvements sont rythmiques et cadencés, tandis que l'irrégularité est la caractéristique des mouvements choréiques. De plus, d'après les auteurs, l'hémiparalysie agitante serait plutôt diminuée par l'influence de la volonté. Mais on ne peut guère se baser sur ce caractère, variable lui-même, nous l'avons vu pour l'hémichorée.

L'hémiataxie locomotrice est caractérisée par une hésitation, une incertitude qui n'apparaît qu'à l'occasion des mouvements volontaires.

Mais n'oublions pas que pour tous ces mouvements anormaux post-hémiplégiques la parenté est grande et que plusieurs peuvent se combiner chez le même sujet.

Il n'en est plus de même pour les suivants. — La chorée hystérique est quelquefois bien difficile à distinguer de l'hémichorée. « Nous devons faire remarquer, écrivent MM. Grasset et Rauzier dans leur *Traité des maladies nerveuses* (tome 1, p. 220), que la névrose chorée peut reproduire symptomatiquement un certain nombre de traits de l'hémichorée cérébrale, et cela sans qu'on trouve une lésion de la région indiquée.» L'hystérie peut donc, comme pour beaucoup d'autres maladies, imiter si exactement les symptômes d'une hémichorée organique, que l'erreur est inévitable pour ainsi dire. La recherche patiente des zones hystérogènes, l'emploi des divers modes de traitement psychique, ou psycho magnétique, pourront seuls éclairer le diagnostic chez une malade soupçonnée de névrose.

C'est ainsi qu'en 1895 MM. Auché et Carrière publièrent dans les *Archives cliniques de Bordeaux* le cas d'une femme de 22 ans, qui, à la suite d'une chute, présenta, en même temps qu'un changement de caractère et des troubles de la parole, des mouvements involontaires de la

face et des membres du côté droit. Les antécédents né-
vropathiques de la malade, sa constitution nerveuse, le
début à la suite d'un traumatisme, l'existence de points
choréigènes et de zones hystériques, dont la pression ar-
rêtait les mouvements involontaires, firent porter le diagnostic d'hystérie, et de fait la malade guérit au bout de
trois mois par la suggestion hypnotique. Dans ce cas les
mouvements étaient plus généralisés que dans l'hémichorée organique, et les auteurs du mémoire croient que c'est
là un signe presque constant de l'hémichorée hystérique (1).

La chorée chronique a des mouvements au contraire
moins étendus, moins brusques ; son étiologie, son évolution plus favorable, son mode de début sans hémiplégie, et remontant souvent à l'enfance, éclaireront le diagnostic.

Toutes les myoclonies (suivant l'expression de Raymond) différenciées des mouvements post-hémiplégiques
par Iankoff dans sa thèse (1899) : le paramyoclonus mul-
tiplex de Friedreich, la maladie des tics de Gilles de la
Tourette et Guinon, la chorée fibrillaire de Morvan, le
tic non douloureux de la face de Trousseau, la chorée
électrique d'Henoch Bergeron, etc., sont des maladies
de dégénérescence survenant à tous les âges, sans hémiplégie, et presque toujours accompagnées d'un certain
degré d'affaiblissement intellectuel, avec antécédents nerveux héréditaires.

L'ataxie locomotrice, avec ses douleurs fulgurantes,

----

(1) Carriou et Hughes, dans un mémoire plus récent (4 oct. 1899),
ont présenté une observation analogue, avec les mêmes conclu-
sions.

ses crises, sa démarche particulière, ne saurait être con-
fondue avec l'hémichorée : l'ataxique a une façon de lan-
cer ses jambes en avant, toute différente de la démarche
de l'hémichoréique, dont les mouvements désordonnés
s'effectuent dans toutes les directions. De plus, les autres
signes du tabes (signe de Romberg, d'Argyll Robertson,
etc.) lèveraient au besoin tous les doutes.

Le tremblement sénile, les tremblements de la maladie
de Parkinson et de la maladie de Basedow sont des
tremblements rythmiques, plus ou moins amples, plus
ou moins rapides, suivant la maladie envisagée, mais qui
n'ont rien des caractères de l'hémichorée.

Dans la sclérose en plaques, le tremblement s'exagère
à l'occasion des mouvements volontaires, absolument
comme dans l'hémichorée ; mais il disparaît au repos,et,
lorsqu'on le fait apparaître, ses vibrations rythmées suivent une progression dont l'amplitude est régulièrement
ascendante.

Tous les autres tremblements, mercuriel, alcoolique,
etc.,sont également rythmiques ; on voit donc,en résumé,
que l'irrégularité et le désordre des mouvements sont le
grand signe qui permet de reconnaître l'hémichorée, à
l'exclusion de toutes les maladies dans lesquelles inter-
vient le symptôme tremblement.

Le traitement de l'hémichorée se résume dans les calmants nervins. La cellule nerveuse, ou bien les fibres
centrifuges, motrices, voilà ce qui est lésé ou irrité, direc-
tement ou indirectement. Il faut donc essayer de calmer
cette irritation par le bromure, le chloral par exemple, et
à assez hautes doses, comme nous le verrons tout à l'heure
dans les observations qui suivent. Si avec de l'agitation,
du délire, les malades ont de ces sensations douloureuses
que nous avons décrites plus haut, on fera des piqûres de

morphine. Si l'on soupçonnait un état congestif des centres nerveux, la saignée, les révulsifs seraient indiqués, et de fait ils ont pu rendre des services dans quelques cas. Enfin, comme le sommeil est le meilleur palliatif naturel des mouvements hémichoréiques, on cherchera à faire dormir les malades par des hypnotiques : opium, trional, sulfonal, etc.

Mais, il faut bien l'avouer, toutes ces médications, qui s'adressent plutôt au symptôme qu'à la cause, sont impuissantes à enrayer la marche de la maladie, et encore plus à la guérir.

Cependant, dans certains cas d'hémichorée post-traumatique, on pourrait espérer une amélioration, peut-être même une guérison complète, par une intervention chirurgicale, si la cause d'irritation siégeait sur la surface cérébrale, en un point bien déterminé et facile à atteindre.

C'est ainsi que tout récemment, dans le service de M. le professeur Forgue, un homme atteint d'hémiataxie locomotrice à la suite d'une fracture du crâne, fut presque entièrement guéri par une trépanation suivie d'ablation d'esquille. Or, l'hémiataxie est bien voisine de l'hémichorée, quoique nous ne sachions pas à quel mode exact d'irritation répond l'une ou l'autre, ni dans quelles circonstances l'une se produit plutôt que l'autre. En tous cas, on pourrait risquer une intervention avec autant de chances de succès, s'il s'agissait d'hémichorée post-traumatique, dans les mêmes conditions.

OBSERVATIONS

Observation Première

(Personnelle)

Renseignements dus à l'obligeance de M. le Dr Gaussel, chef de clinique de M. le professeur Grasset

Le 25 février dernier, un malade entrait dans le service du professeur Grasset, pour des troubles moteurs bien caractérisés du côté droit. Huit jours avant, il avait eu un léger ictus, sans perte de connaissance, après lequel il était resté quarante-huit heures sans troubles, sauf un peu d'hémiparésie. Au bout de ces deux jours, son bras droit, puis sa jambe droite commençaient à être animés de mouvements involontaires et désordonnés. Lorsqu'on veut lui faire raconter son histoire, les mouvements s'exagèrent encore bien davantage et les larmes lui viennent aux yeux.

Au point de vue de ses antécédents héréditaires, on ne peut obtenir des renseignements bien nets ; comme antécédents personnels, aucune maladie antérieure, mais alcoolisme marqué.

A l'examen objectif, on constate que le malade se sert parfaitement de ses bras et de ses jambes, qu'il n'y a pas de paralysie, pas d'ataxie. Cependant le bras et la jambe du côté droit sont constamment agités de mouvements

désordonnés s'exagérant au moment des actes volontaires. Si on prie le malade de s'asseoir sur son lit, après
avoir croisé les bras, on voit la jambe droite se soulever
au-dessus du plan du lit, ce qui indique un certain degré
de parésie des muscles stabilisateurs de ce côté.

Si on fait lever et marcher le malade, on ne constate
aucun signe d'hémiplégie, mais la jambe est lancée dans
tous les sens, pendant que le bras droit est mû par des
soubresauts. Le malade se sent faible des deux jambes.

A l'examen des réflexes, on constate que le réflexe
rotulien est aboli à droite, exagéré, au contraire, à gauche.

Le 26, on donne au malade 20 grammes de sulfate de
soude et 2 grammes de bromure de potassium.

Dans la nuit du 27 au 28 il est très agité ; il délire et
veut se lever : il faut le tenir au lit par la force. Ses mouvements sont si désordonnés, qu'il se fait contre le fer du
lit des écorchures nombreuses sur les bras, les jambes
et le thorax. Deux piqûres de morphine ne le calment pas.
Le matin il prend une potion avec 4 gr. de chloral et
0 gr. 10 d'opium. Mais rien ne triomphe de son agitation.

Sa famille vient le voir, il ne la reconnaît pas.

On fait alors une saignée de 300 grammes sans résul-
tat : non seulement le calme ne reparaît pas, mais le
malade se débat en proie à des crises de fureur, se lève
et n'est que difficilement maintenu par plusieurs hommes.

Dans la nuit du 28 au 29 il parvient même à sauter du
lit et à s'échapper dans le couloir.

Le 29 au matin le calme et l'abattement ont succédé
subitement à l'agitation. Le malade, couché dans son
lit, immobile, ne reconnaissant personne, répond cependant aux questions qui lui sont posées. Il siffle au com-
mandement, se tourne, ouvre et ferme les yeux. Il est

couché sur le dos, la tête et les yeux déviés à gauche.
Quand on l'appelle du côté droit, il ramène sa tête lente-
ment à droite, et ses yeux se tournent légèrement du
même côté ; si à ce moment on l'appelle à gauche, il
retourne vivement la tête et les yeux vers la position
favorite.

Les plis de la face semblent moins accentués à droite, et quand on prie le malade de souffler, la joue droite
paraît un peu soulevée ; le facial supérieur est intact. Il
sort péniblement une langue sèche et peu déviée. Les
pupilles sont contractées. Le malade répond correcte-
ment quand on lui demande son nom, son lieu de rési-
dence.

Il n'y a pas de paralysie marquée du bras droit, mais
la force musculaire est diminuée dans la main droite.

La respiration affecte un peu le type de Cheyne-Sto-
kes.

Le 29, le malade est calme, il a passé une nuit tran-
quille. Il ne se souvient pas d'avoir été agité les jours
précédents ; il remue bien les jambes et les bras, mais
lorsqu'on le fait asseoir les bras croisés, la jambe droite
est encore animée de mouvements involontaires. La force
musculaire a cependant diminué, car il ne parvient à s'asseoir que lorsqu'on lui fixe les pieds en appuyant dessus:
il y a donc une légère parésie des muscles stabilisateurs.
La faiblesse est surtout marquée à droite. Le malade présente le signe de Marie, c'est-à-dire qu'assis au bord de
son lit, il ne peut tenir ses jambes élevées pendant qu'on
appuie sur elles. Cependant il se tient bien dans la position obstétricale. Il présente encore quelques mouvements
choréiques dans son bras droit. La langue est très légèrement déviée à gauche, contrairement à ce qu'on aurait
pu présumer.

Le malade s'exprime mal ; il a de la dysarthrie et non encore de l'aphasie.

On supprime les calmants.

Le 2 mars le malade ne s'agite plus du tout. Il présente une parésie assez marquée du côté droit. Sa démarche est normale en avant, en arrière et sur le flanc.

Il répond quand on lui parle, mais ne sait plus son nom ; il donne le nom de ses cousins au lieu du sien ; sa parole est embarrassée. Il ne retrouve plus son âge, la date de sa naissance, et ne peut compter en descendant au-dessous de 50 ans, car il s'embrouille à partir de 46.

Les troubles de la mémoire sont donc très nets et s'installent rapidement.

Le ramollissement fait de grands progrès.

Le 3 mars, le malade ne paraît pas comprendre ce qu'on lui dit et ne répond plus quand on lui adresse la parole.

4. — Quand on lui désigne un objet, des clefs par exemple, il ne trouve pas le mot, mais il en explique le sens ; il n'y a pas de perte du sens stéréognostique.

On lui met ensuite une montre dans la main ; mais pendant quelques instants il répète que l'objet sert à ouvrir. Puis il trouve le mot chaîne et le redit constamment.

Il y a donc une véritable intoxication par le mot, c'est-à-dire que la cellule nerveuse reste longtemps impressionnée par son effort, et n'est plus apte pendant quelque temps à recevoir ou à émettre une nouvelle sensation.

Quoique la dysarthrie ait complètement disparu, le malade n'arrive pas à répéter ce qu'on lui dit, et revient toujours à ses idées précédentes (intoxication). Il peut cependant répéter des phrases de 2 ou 3 mots, pas davantage.

En somme, le malade est maintenant atteint d'aphasie

très nette : il paraît comprendre ce qu'on lui demande, mais ne sait pas trouver le mot pour répondre.

Il ne sait pas reconnaître l'heure à une montre, et, bien qu'il sache lire, il ne peut rien déchiffrer sur un journal. Il prend tous les mots pour son propre nom, et s'embrouille vite dans les lettres qu'on lui fait chercher. Il y a donc, en plus, cécité verbale pour les mots et les lettres.

A toutes les questions qu'on lui pose et auxquelles on lui demande de répondre par écrit, il ne peut écrire que son nom. Donc, il y a de l'agraphie.

Il n'a pas de troubles de la motilité oculaire, mais il présente de l'hémianopsie latérale droite, symptôme qui, d'après M. le professeur Grasset, coïncide presque toujours avec l'aphasie.

Le malade sort non guéri le 7 mars, repris par sa famille.

Quelle conclusion pouvons-nous tirer de cette hémichorée, survenant presque aussitôt après l'ictus, avant la paralysie complète, mais au milieu de symptômes de parésie légère, et cédant bientôt sa place à une aphasie et une hémianopsie à développement rapide ? Sans doute, il s'agit là d'une hémichorée post-hémiplégique ; mais le symptôme hémichorée, déjà très atténué, est-il susceptible de regresser tout à fait ? Non, à moins qu'un nouvel ictus survienne, suivant la loi de Raymond ; le pronostic reste donc très sérieux, d'autant plus que les autres complications surajoutées ne disparaîtront peut-être pas davantage.

Quant à la localisation exacte de la lésion, elle est difficile à faire. Nous inclinons à croire qu'il s'agit d'un petit foyer hémorragique situé sans doute dans le voisinage de la capsule interne, et n'ayant causé le symptôme aphasie et hémianopsie, peut-être l'hémichorée elle-même, que par un phénomène d'irritation par voie réflexe et à distance, en un mot, d'inhibition.

OBSERVATION II

Empruntée au mémoire du docteur Touche (1900).

Hémichorée post-hémiplégique.

Mlle G..., 49 ans. La malade, sauf une fièvre typhoïde à 25 ans, fut très bien portante jusqu'à l'âge de 42 ans.

A cet âge, elle commença à éprouver des douleurs de tête, s'exaspérant la nuit, et siégeant surtout sur la ligne bi-auriculaire. En même temps, la malade s'apercevait qu'elle avait peine à réunir ses idées. Quelque temps avant l'attaque, la malade s'aperçut que la paupière droite clignotait, et parfois même tombait sans pouvoir se relever. L'œil droit était « renfoncé », mais l'acuité visuelle était normale. Un peu plus tard, la marche devint hésitante, la malade semblait toujours sur le point de tomber, ne voyait pas nettement ce qu'elle avait devant elle, et marchait comme une personne ivre. Il semble que la malade ait présenté, à cette époque, le syndrome de Ménière, qu'elle ait eu des sifflements dans l'oreille gauche, des vertiges, des vomissements. Le 8 décembre 1897, la malade éprouva un type de vertige qu'elle n'avait pas encore observé. Elle était debout, son corps fléchit comme malgré elle, et elle fit 5 ou 6 tours sur elle-même sans pouvoir s'en empêcher. Le 25 décembre 1897, la malade éprouva brusquement la sensation d'un coup de bâton sur la tête, vomit immédiatement du sang (?), et fut frappée d'hémiplégie. Quelques instants après, elle perdit connaissance, et ne la recouvra qu'au bout de plusieurs jours. La malade perdit complètement la vue pendant 3 mois. En même temps la parole était embarrassée, mal articulée. La parole et la vue se rétablirent en même temps et progressivement. A cette époque, il y aurait eu de la diplopie passagère.

Au mois de février 1898, les symptômes douloureux apparurent. Ce fut d'abord une hyperesthésie extrême du pied et de la main gauches; il existait aussi des troubles trophiques : de l'œdème et de la cyanose des doigts.

Au mois de juillet 1898, apparurent les mouvements choréiformes.

Etat actuel. — Il existe des mouvements choréiques très accusés siégeant sur la face, le membre supérieur et le membre inférieur du côté gauche.

A la face, les mouvements du globe oculaire semblent plus libres à gauche qu'à droite, où tous les mouvements de l'œil sont un peu diminués, mais surtout le mouvement vers l'angle externe. Même à gauche les mouvements de l'œil n'ont pas toute leur étendue, et des deux côtés le mouvement d'élévation du globe oculaire s'accompagne d'un certain degré d'abduction. Il ne semble rien exister d'anormal au champ visuel, ni dans les réactions de la pupille.

Les mouvements choréiformes de l'orbiculaire des paupières se traduisent par une fermeture intermittente de l'œil. A chaque instant l'angle de la bouche est tiré vers la gauche ; fréquemment les lèvres se projettent en avant et se renversent comme si le malade faisait la moue. Ces mouvements prédominent dans la moitié gauche de la face, mais se propagent au côté sain.

Au membre supérieur les mouvements choréiques consistent en un haussement d'épaules, dans des mouvements de flexion et d'extension alternative du coude, de flexion du poignet, de pronation forcée de la main, d'extension des doigts. Les mouvements qui reviennent le plus souvent sont le haussement d'épaules et le tapotement perpétuel du lit avec la main aplatie en battoir.

L'attitude habituelle de la main est l'hyperextension, mais les mouvements volontaires ne sont pas complètement abolis. Sous l'influence de la volonté, la malade peut fléchir la dernière phalange des doigts ; elle peut porter la main en supination et étendre le coude. La malade peut également arrêter pour un instant les mouvements choréiques, mais au prix d'une vive douleur dans le bras.

Au membre inférieur, les mouvements choréiques existent également. Le genou se fléchit et s'étend ; le pied se redresse et s'abaisse ; sa pointe se porte en dehors et en dedans, les orteils sont en flexion dorsale forcée ; l'attitude à laquelle revient d'ordinaire le pied, au milieu de tous ces mouvements, est celle du *varus équin*. Les réflexes patellaires sont très exagérés des deux côtés, mais prédominent à gauche.

Les troubles de la sensibilité sont très accusés. La malade se plaint d'une vive douleur dans la tête qui semble prise dans un étau.

A la face, dans l'épaule, où la douleur est au maximum, dans le cou, dans le coude, dans le poignet, au niveau de l'articulation métacarpo - phalangienne, la malade éprouve une sensation d'arrachement, de morsure. Aux membres inférieurs, les douleurs sont les mêmes. Ces douleurs prédominent au niveau des articulations, mais siègent aussi dans la continuité des membres. C'est une douleur profonde.

L'examen de la sensibilité objective indique des altérations évidentes. D'une façon générale, la sensibilité est diminuée du côté paralysé. La différence est très légère sur les membres inférieurs, plus accusée sur les mem-

bres supérieurs, et atteint son maximum sur la face.
Sur la main gauche, la chaleur est sentie comme
le froid. Sur le reste du côté gauche, il y a simplement
diminution de la sensibilité à la chaleur. Pour les autres
modes de sensibilité, il y a simplement diminution sur le
côté gauche. L'examen de la sensibilité a été fait à diverses
reprises et l'inégalité de la sensibilité des deux côtés nous
a semblé très variable suivant les jours. A certains exa-
mens, l'égalité de sensibilité était presque absolue.

La vision, très altérée après l'attaque, est revenue à
l'état normal. La malade voit même mieux de loin que de
près ; elle ne peut lire que les titres dans un journal.
Mais cet état était normal chez la malade avant l'attaque,
si on l'en croit. L'audition est meilleure du côté droit que
du côté gauche, où existent depuis 2 ou 3 ans des bourdonnements perpétuels.

Il existe des troubles trophiques du côté paralysé. La
transpiration y est plus abondante ; la cyanose s'y montre
habituellement et on y voit souvent des éruptions sudo-
rales. La malade dit qu'elle ne transpire que de la moitié
gauche de la face.

L'état intellectuel est normal. La parole, l'écriture, la
lecture, ne présentent rien de spécial.

Observation III

(Touche)

Hémichorée post-hémiplégique.

Mlle G..., 67 ans. La malade n'a marché qu'à 4 ans.
Toute sa vie elle a dû se servir d'une canne. Il existe un
raccourcissement considérable du membre inférieur droit,
qui est atrophié dans son ensemble. La tête fémorale est

luxée en bas et en arrière. La flexion et l'abduction de la cuisse sont très incomplètes. Tous ces troubles sont dus sans doute à une luxation congénitale de la hanche. A part cette infirmité, la malade fut très bien portante jusqu'à l'âge de 52 ans, âge où apparut la chorée. La malade prétend que les accidents furent causés par une violente émotion, occasionnée par la chute de la foudre à ses côtés, émotion telle qu'il y aurait eu perte de connaissance. Mais les mouvements ne commencèrent que deux ou trois mois après cet événement, et peut-être n'y a-t-il là qu'une coïncidence. Les mouvements auraient d'abord été minimes et ne seraient parvenus que graduellement à leur état actuel.

Etat actuel. — Les mouvements choréiformes n'existent que dans la tête et dans les membres inférieurs. La malade, pour diminuer les mouvements, garde une attitude très particulière. Elle a la tête inclinée sur la poitrine, la face maintenue par la paume de sa main droite, le bras collé au corps, la main gauche appuyée sur le flanc droit. A d'autres moments, les bras sont croisés énergiquement et la joue droite s'appuie sur l'épaule correspondante. Grâce à ces attitudes, les mouvements sont très diminués. Mais quand la malade décroise les bras et veut relever la tête, la chorée se montre dans toute son intensité. D'une façon générale, elle est prédominante dans la moitié droite du corps.

A la face, le nez et la bouche sont tirés d'une façon spasmodique vers le côté droit ; de temps en temps l'orbiculaire palpébral droit se contracte et il lui est impossible d'ouvrir l'œil volontairement. La contraction est tellement forte que la malade ne peut soulever la paupière avec sa main. Autrefois elle le pouvait encore, actuellement elle ne le peut plus. Autrefois, les occlusions de l'œil étaient rares et prolongées ; l'œil se fermait pendant une heure, deux heures, mais cela à peine tous les jours. Actuellement, l'occlusion de l'œil est très fréquente, mais dure moins longtemps. Il existe une sensation de piqûre dans l'œil, très pénible, au moment de l'occlusion de la paupière. Cette occlusion douloureuse de l'œil est le seul symptôme dont la malade se plaigne. Tout ce qui précède existe également à l'œil gauche, mais les symptômes sont moins accusés. L'œil gauche se ferme moins souvent, et quand les deux yeux se ferment ensemble, l'œil gauche s'ouvre toujours le premier.

La malade ne peut fermer volontairement les yeux. Mais une fois fermés, elle ne peut les rouvrir et elle est obligée d'attendre l'ouverture spontanée, qui parfois se fait attendre assez longtemps.

Il n'y a pas de mouvements choréiformes, dans la moitié gauche de la face, autres que quelques mouvements du frontal et de l'orbiculaire palpébral, qui se produisent d'ordinaire en même temps que dans les muscles correspondants du côté opposé. La contraction volontaire des muscles de la face est conservée. La malade peut faire la moue, siffler. La langue ne peut être portée fortement en avant :

Elle ne peut lécher la lèvre supérieure. Elle gagne difficilement les angles de la bouche. Il n'y a pas de troubles de la déglutition ni de la phonation. La parole est normale.

La nuque est animée d'oscillations perpétuelles qui se combinent avec une rotation de la tête et du cou vers la droite.

Aux membres supérieurs les mouvements involontaires sont les mêmes des deux côtés, mais sensiblement plus accusés à droite. Ils consistent en mouvements in-

cessants et irréguliers de haussement des épaules, de
flexion et d'extension du coude et des poignets, de pronation et de supination de la main. A la main droite il
existe des mouvements de flexion et d'extension des
doigts ; le pouce, placé en extension, frotte contre l'index
dans une attitude d'épluchage. A cette main également,
il existe une déviation des doigts vers le bord cubital de
la main, comme dans le rhumatisme chronique.

Les mouvements involontaires des doigts n'existent
qu'à droite, pas à gauche. Les mouvements des doigts
n'ont rien à voir avec l'athétose ordinaire; il n'y a pas
d'hyperextension ni de mouvements de latéralité. La malade arrête les mouvements en fermant le poing ou en
appuyant la main sur un plan résistant. La main gauche
peut être maintenue ouverte sous l'influence de la volonté ;
la main droite se ferme immédiatement dans les mêmes
conditions. La volonté semble avoir une certaine influence
pour arrêter les mouvements choréiformes du membre
supérieur gauche. A droite, c'est l'effet inverse ; sous l'influence de la volonté les mouvements s'exaspèrent.
L'effort pour ouvrir les yeux détermine une augmentation des mouvements du bras. L'émotion a aussi une influence sur l'augmentation des mouvements. Quand les
mouvements sont à leur maximum, ils se transmettent à
tout le corps.

Il n'existe pas de mouvements involontaires des membres inférieurs. Le réflexe patellaire gauche est un peu
exagéré. Il n'existe pas de troubles de sensibilité. La malade n'éprouve que la fatigue qui suit tout exercice musculaire exagéré. La sensibilité dans tous ses modes est
normale. La vision, l'ouïe, le goût, sont intacts. Les muscles moteurs de l'œil sont sains. Le langage, l'intelligence
sont normaux.

OBSERVATION IV

Empruntée au mémoire de Boinet (1900)

Hémichorée préparalytique survenue d'emblée, sans ictus, et suivie d'atrophie marquée des membres supérieurs et inférieurs gauches, avec asymétrie faciale correspondante.

Antécédents. — Marie Aubert, née dans le Vaucluse, âgée de 65 ans, ménagère, ne donne aucun renseignement positif sur le passé pathologique de ses parents. On ne relève, dans ses antécédents personnels, qu'une atteinte de rhumatisme articulaire aigu vers l'âge de 16 ans. Elle n'a jamais eu de crise d'hystérie. Depuis quelques années, elle s'enrhume facilement et s'essouffle assez vite ; elle est emphysémateuse.

Histoire de la maladie. — Le 29 août 1899, sans prodromes antérieurs, elle se lève de bonne heure, vaque aux soins de son ménage et peut se rendre à pied à l'église, qui se trouve à un kilomètre de son logement. Elle lit sa messe, puis, au milieu de la cérémonie, sans ictus apoplectique, ni perte de connaissance, elle s'aperçoit avec stupéfaction que ses membres supérieurs et inférieurs gauches sont pris subitement de violents mouvements involontaires, désordonnés, très étendus, choréiformes. Ses voisines d'église l'accompagnent chez elle ; elle peut encore marcher pendant une demi-heure ; elle n'est aucunement paralysée, elle est simplement gênée par l'amplitude, la brusquerie et la rapidité de ces mouvements incoordonnés. Elle n'est pas obligée de rester alitée, elle peut se lever, fait assez maladroitement ses travaux de ménage jusqu'au 11 septembre 1899, époque à laquelle elle entre à l'hôpital de la Conception.

État actuel. — A ce moment, les membres supérieur
et inférieur sont le siège de mouvements choréiformes,
assez étendus, très irréguliers, arythmiques, incoordonnés, involontaires, se renouvelant 84 fois par minute ;
ils diminuent passagèrement d'amplitude, lorsque la malade saisit un objet, le porte à la bouche, touche son nez,
marche ; ils sont momentanément amoindris sous l'influence de la volonté et d'une attention soutenue ; mais
au bout de quelques instants ils reprennent leur intensité
première. Leur nombre augmente d'un quart quand la
malade se dresse et s'assied sur son lit, ou lorsqu'elle est
vivement émotionnée ; ils cessent au contraire pendant le
sommeil.

Ces mouvements sont tellement complexes et incoordonnés qu'il est impossible d'en donner une description
complète et fidèle. Si la malade reste au lit, les orteils
exécutent incessamment des mouvements de flexion et
d'extension ; le pied gauche se fléchit aussi et s'étend
alternativement, en exécutant encore des mouvements
désordonnés de circumduction, de va-et-vient. Son bord
externe et le talon raclent sans cesse les draps du lit. Ces
oscillations transversales et latérales s'atténuent momentanément sous l'influence de la volonté, mais elles ne
tardent pas à réapparaître avec une nouvelle intensité. A
ces mouvements choréiformes des orteils et du pied
s'ajoutent des contractions incessantes des muscles gas-
tro-cnémiens, ainsi que des mouvements de flexion
arythmiques de la jambe sur la cuisse et de la cuisse sur
le bas .

Les doigts de la main gauche, accolés les uns aux
autres, présentent incessamment des mouvements de
flexion et d'extension limités, sans athétose.

La main gauche passe rapidement de la flexion à l'extension, en offrant, en outre, des mouvements intermédiaires de rotation, de circumduction et de supination.

L'avant-bras, le bras et l'épaule gauches sont simultanément secoués par des mouvements brusques et bizarres de va-et-vient, de flexion, de circumduction. Ils sont plus étendus du côté de la racine du membre qu'au niveau des doigts, et on est frappé de l'amplitude des haussements d'épaule, qui se combinent à une rotation considérable et à des oscillations latérales du bras. La malade peut porter assez facilement un verre à la bouche ou appliquer un doigt de la main gauche sur la pointe du nez et, fait assez anormal, l'incoordination de ces mouvements choréiformes diminue alors très notablement pendant quelques instants.

L'épreuve dynamométrique n'indique pas encore une diminution de l'énergie musculaire au niveau de la main gauche ; elle ne survient qu'un mois plus tard et elle est en rapport avec le degré de l'atrophie musculaire, qui atteint progressivement les membres supérieur et inférieur gauches.

La sensibilité au toucher, à la douleur, à la température est normale. Il n'existe ni troubles vaso-moteurs ni trépidation épileptoïde. Les réflexes rotuliens sont exagérés, surtout si on a recours à la manœuvre de Jendrassik. Le signe de Romberg fait défaut, les pupilles sont normales et contractiles.

Pendant la marche, les mouvements choréiformes s'atténuent, mais la flexion et l'extension alternative des orteils persistent toujours ; le membre inférieur gauche présente alors une raideur plus accusée, un état de contracture assez marqué. Cette rigidité musculaire s'accroît sous l'influence d'une légère fatigue. Chaque pas peut se décomposer ainsi : le membre inférieur gauche, raide et contracturé, pivote autour du membre sain, qui se fléchit et se projette en avant. Le pied gauche décrit aussi quelques oscillations latérales, puis s'appuie, ne glisse que sur son bord externe, racle le sol, qui est, du reste, bien senti, et retombe assez lourdement sur le talon. La vue n'influe pas sur la marche. On constate aussi une certaine asymétrie faciale. La langue est légèrement déviée à droite, le pli naso-génien gauche est un peu effacé. La commissure labiale gauche est faiblement abaissée.

L'état général est bon, le cœur sain, les urines sont normales. On trouve les signes d'une bronchite chronique avec emphysème pulmonaire.

Un mois après son entrée à l'hôpital, cette malade fait remarquer que son membre inférieur gauche devient plus faible. Il présente en effet une atrophie musculaire en masse, qui atteint 2 centimètres au niveau du mollet, et trois centimètres vers la partie moyenne de la cuisse. La main gauche donne, à l'épreuve dynamométrique, 5 divisions de moins que la main droite.

Quinze jours plus tard, la circonférence du mollet gauche ne mesure plus que 31 centimètres, tandis que celle du mollet droit atteint 31 et demi. A gauche, le réflexe rotulien est diminué, il est au contraire exagéré à droite.

La même atrophie existe au niveau du membre supérieur gauche. C'est ainsi que le pourtour de l'avant-bras a diminué d'un centimètre et demi. Cette différence va jusqu'à 2 centimètres et demi au niveau de la partie moyenne du bras. Deux mois plus tard, cette atrophie était très marquée.

Observation V

(Touche)

Hémichorée post-hémiplégique avec autopsie.

C..., 35 ans. Le malade, très déprimé au point de vue intellectuel, fournit les renseignements suivants : il aurait présenté depuis 11 mois une paralysie avec contracture de la jambe gauche, survenue brusquement en une nuit, sans perte de connaissance. Il y a 1 mois et demi, hémiplégie droite avec perte de connaissance.

Actuellement, le malade présente un peu de parésie faciale du côté droit, coexistant avec un spasme de l'orbiculaire du même côté. Affaiblissement bilatéral de la vue, mais peu accusé. Pas de paralysie des muscles moteurs de l'œil. La parole est rude et un peu saccadée. La force est diminuée dans les deux mains. Mouvements choréiformes accusés dans le membre supérieur droit. Quand on fait étendre la main droite, on note des mouvements athétosiques de latéralité. La moitié droite du corps présente des mouvements incessants. Le malade ne peut écrire, ses doigts faisant des mouvements désordonnés sur le porte-plume.

Les membres inférieurs présentent une exagération considérable des réflexes patellaires, surtout accusée à gauche. Le malade marche à petits pas en talonnant et en frottant les pieds. Il accuse une sensation de mort dans la jambe gauche jusqu'au-dessus du genou. Pas de douleur dans le côté droit.

Incontinence d'urines et de matières. L'état du malade

s'aggrave rapidement, et quelques jours avant sa mort, nous notons les signes suivants :

Mouvements athétosiques des doigts et de la main, prédominant au niveau de l'auriculaire. Mouvements athétosiques des orteils à droite. Contracture extrême des membres inférieurs.

Raideur de la nuque et du tronc, s'exagérant quand on tente de soulever le malade. Paralysie de l'orbiculaire des paupières gauches. Le malade peut fermer volontairement l'œil droit, mais non l'œil gauche. La langue ne peut être tirée hors de la bouche; elle semble diminuée de volume à droite, la parole est bredouillante, la voix lointaine. Pas de dysphagie.

Autopsie. Cerveau. Hémisphère gauche. — Rien à l'écorce.

Il existe un foyer hémorragique linéaire du noyau caudé, commençant sur sa limite externe, un peu en avant de son extrémité postérieure, puis pénétrant dans l'intérieur même du noyau caudé, se dirigeant suivant son axe antéro-postérieur, et se terminant en s'effilant un peu en arrière de son extrémité antérieure. En arrière du noyau caudé et sur son bord externe, dans sa moitié postérieure, existe une bande de ramollissement d'une largeur un peu moindre que celle du noyau.

Le ventricule latéral est très dilaté, et le noyau caudé réduit aux dimensions d'une mince bandelette parallèle au segment antérieur de la capsule interne. Sur cette même coupe, on note plusieurs foyers hémorragiques linéaires du noyau lenticulaire, situés dans le prolongement les uns des autres, et sectionnant ce noyau suivant son grand axe. On note également une zone de dégénérescence au niveau du genou de la capsule interne.

Il existe un foyer hémorragique du volume d'un gros pois occupant la tête du noyau caudé.

Sur des coupes supérieures ce foyer s'allonge et se rapproche du ventricule ; il arrive à ronger la partie supérieure du noyau caudé et à la réduire à l'état d'une mince bandelette.

Sur une coupe du pédoncule cérébral passant par le tubercule quadrijumeau antérieur, on voit que celui-ci est ramolli, qu'il existe un foyer hémorragique gros comme un petit pois au-dessus et en dehors du noyau rouge de Stilling, et que dans l'intérieur même de celui-ci se trouvent des vaisseaux variqueux.

Hémisphère droit. — La partie antérieure de la couche optique et de la capsule interne sont ramollies. Sur une coupe de la partie supérieure de la région sous-optique, on note un foyer hémorragique du noyau lenticulaire, attaquant la partie inférieure du segment antérieur de la capsule interne, ainsi que la commissure antérieure. Le pédoncule est ramolli et s'est arraché complètement pendant l'ablation du cerveau.

Cervelet. — La face postéro-inférieure du cervelet est ramollie de chaque côté de la ligne médiane ; en ce point il y a adhérence du cervelet à la fosse cérébelleuse. Le ramollissement du lobe gauche est plus accusé.

Le vermis inférieur au niveau de sa partie la plus postérieure est aussi altéré, mais son ramollissement est moindre que celui des hémisphères cérébelleux.

La dure-mère crânienne, sur le pourtour du trou basilaire, en arrière, présente un épaississement constitué par une infiltration gommeuse diffuse, mais ne semblant pas exercer d'action sur le bulbe.

OBSERVATION VI

Empruntée au mémoire de Bonhœffer, *in Revue neurologique*, 1897, p. 18.

F..., 55 ans, maux de tête, vertiges, douleurs dans les membres, comme prodromes, puis agitation de la main droite, au repos, s'exagérant beaucoup lorsque le malade veut écrire. Parole incertaine ; peu de temps après, mouvement automatique dans la jambe droite et aussi dans la gauche, quoique moins prononcé. Les vertiges augmentent, la céphalalgie diminue : jamais de vomissements. Constipation. Puis délire surtout le soir. Mouvements choréiques de la langue, du visage et des extrémités droites. La parole tremble, parfois explosive. Aucun trouble dans la marche des yeux. Léger nystagmus dans le regard forcé de côté. Réflexe rotulien très faible. Aucune différence dans la force musculaire entre les extrémités droite et gauche. Sensibilité intacte. Les mouvements passifs des extrémités droites ne sont pas perçus par la malade.

La malade peut marcher, si elle est soutenue des deux côtés. Mort à la suite d'un érysipèle de la face.

Autopsie. — Pas d'athérome des vaisseaux cérébraux.

Un petit foyer ramolli, gros comme un noyau de cerise, à droite. La pie-mère n'est trouble ni adhérente nulle part. Les circonvolutions ne sont pas aplaties et ne présentent aucune anomalie. Sur la coupe du cerveau et dans les corps opto-striés on n'aperçoit rien de pathologique extérieurement. Une coupe à travers les tubercules quadrijumeaux postérieurs et la protubérance démontre un foyer nettement limité dans la calotte, près de la région où se croisent les pédoncules cérébelleux supérieurs.

Durcissement dans le liquide de Muller, coupes serrées traitées par Weigert-Pal.

A la hauteur du croisement des quatrièmes paires, la coupe est absolument normale.

Un peu plus haut, à l'extrémité inférieure des corps quadrijumeaux postérieurs, à l'endroit où les premiers faisceaux des pédoncules cérébelleux supérieurs passent la ligne médiane, au milieu de leur croisement, à 1 millimètre 1/2 du raphé, on aperçoit une tache nettement limitée qui ne s'imbibe pas de la couleur, et qui a la grosseur d'une tête d'épingle.

Ce foyer s'agrandit rapidement en restant dans la région du croisement du pédoncule cérébelleux supérieur.

Entre ce foyer et le faisceau longitudinal postérieur, la région de la formation réticulaire est intacte à droite et à gauche. De même, intégrité absolue du ruban de Reill, placé en avant.

Nulle part la tumeur n'a comprimé les parties voisines; le raphé n'est point déplacé. L'aqueduc ouvert, les noyaux de la troisième paire, le faisceau longitudinal postérieur et le ruban de Reill sont partout intacts. Le foyer pathologique est séparé de la substance noire par une couche de fibres du pédoncule cérébelleux supérieur. Il prend fin avant que les pédoncules croisés aient atteint les noyaux rouges qui ne présentent sur les coupes aucune anomalie. Le plus grand diamètre du foyer n'atteint pas un centimètre.

Le reste du tronc cérébral était parfaitement normal, spécialement la couche optique et le cervelet. On ne put découvrir aucune trace de dégénérescence par la méthode de Weigert.

INDEX BIBLIOGRAPHIQUE

HAMMOND. — A treatise of diseases of the nervous system. New-York, 1871.

RAYMOND. — Etude anatomique, physiologique et clinique sur l'hémianesthésie, l'hémichorée, etc. Thèse de Paris, 1876.

ARCHAMBAULT. — Hémichorée post-paralytique. Progrès médical, 1877.

DEMANGE. — Mouvements choréiformes par une tumeur cérébrale. Revue médicale de l'Est, 1879.

TEISSIER. — Hémiathétose consécutive à une chorée post-hémiplégique. Lyon médical, 1880, n° 31.

GALVAGNI. — Cas d'hémichorée. Riv. clin. di Bologna, 1880 ; in Revue des sciences médicales, 1882.

RICOUX. — Des tremblements præ et post-hémiplégiques. Thèse de Nancy, 1882.

FOURNIER. — Des mouvements choréiques præ et post-hémiplégiques. Thèse de Montpellier, 1884.

BIDON. — Essai sur l'hémichorée symptomatique des maladies de l'encéphale. Revue de médecine, 1886.

STEPHAN. — Des tremblements præ et post-hémiplégiques et de leurs rapports avec les affections cérébrales Revue de médecine, 1887.

MONGIN. — Etude anatomique sur l'hémichorée symptomatique. Thèse de Paris, 1888.

GRASSET et RAUZIER. — Maladies du système nerveux.

BOINET — Académie de médecine, 31 octobre 1899. De l'hémichorée præ-paralytique. Archives générales de la médecine, janvier 1900.

RAYMOND.— Rapport sur un mémoire soumis à l'Académie de médecine. Bulletin de l'Académie de médecine, 23 juillet 1901.

TARGOLA. — Semaine médicale, 23 août 1893, p. 407. Annales médico-psychol., juillet-août 1893.

FREINKEL. — Société de médecine Berlinoise. Semaine médicale, 13 janvier 1892.

IANKOFF. — Thèse Montpellier, juillet 1899.

Dr E. REMAK. — Hémiplégie sénile. Nevrologisches Centralblatt, 15 août 1893, n° 16, p. 5389.

AUCHÉ et CARRIÈRE. — De l'hémichorée arythmique hystérique. Archives cliniques de Bordeaux, février 1895, n° 2.

LEROY. — Hémiathétose atypique. La Médecine moderne, 1897, n° 17.

CARRIÈRE et HUYGUES (de Lille). — Presse médicale, n° 79, p. 197, 4 octobre 1899.

POPOFF. — Hémiplégie compliquée d'une hémichorée du côté opposé. Moniteur Russe Neurologique, t. IV, fasc. 3, 1899, p. 11-28.

BEKUTEREW et OSTANKOFF. — Hémichorée par hémorragie dans la couche optique. Conférence de la clinique Neurologique de Pétersbourg, 25 février 1899, Vratch, p. 631.

MURATOW (Moscou). — Pathogénie de l'hémichorée post apoplectique. Monatsschrift für Psychiatrie und Neurologie, t. V, p. 180.

BONHŒFFER (Breslau). — Contribution à la localisation des mouvements choréiques, janvier 1897.

TOUCHE. — Contribution à l'étude clinique et anatomo-pathologique de l'hémichorée organique. Archives de la médecine, mars 1900. — 2 cas d'hémichorée organique avec autopsie. Revue de la Société de Neurologie, 1902.

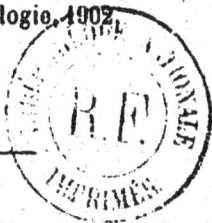

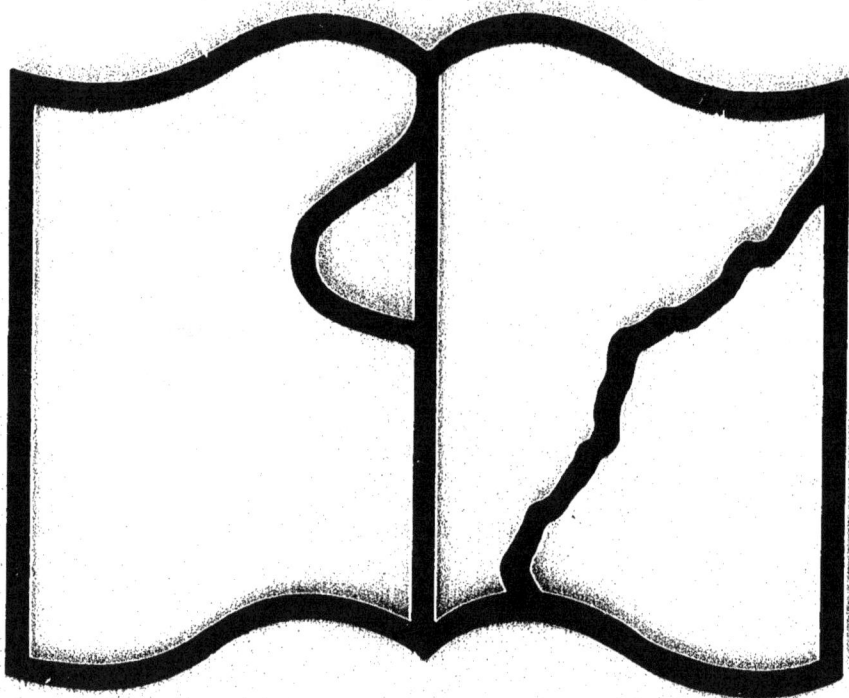

Texte détérioré — reliure défectueuse

NF Z 43-120-11

www.ingramcontent.com/pod-product-compliance
Lightning Source LLC
Chambersburg PA
CBHW050535210326
41520CB00012B/2584